MÉMOIRE

SUR

LA NATURE ET LE SIÉGE

DES FIÈVRES

INTERMITTENTES ET RÉMITTENTES.

PAR M. BLAUD,

DOCTEUR EN MÉDECINE DE LA FACULTÉ DE PARIS, MÉDECIN EN CHEF
DES HOSPICES DE BEAUCAIRE, ETC.

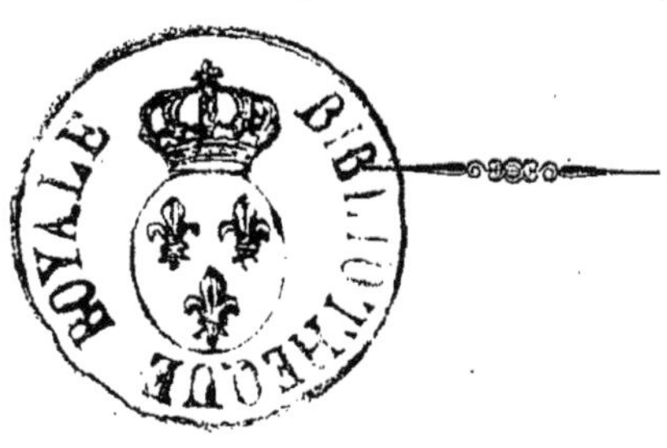

PARIS,

DE L'IMPRIMERIE DE GUEFFIER,

RUE GUÉNÉGAUD, N° 31.

1824.

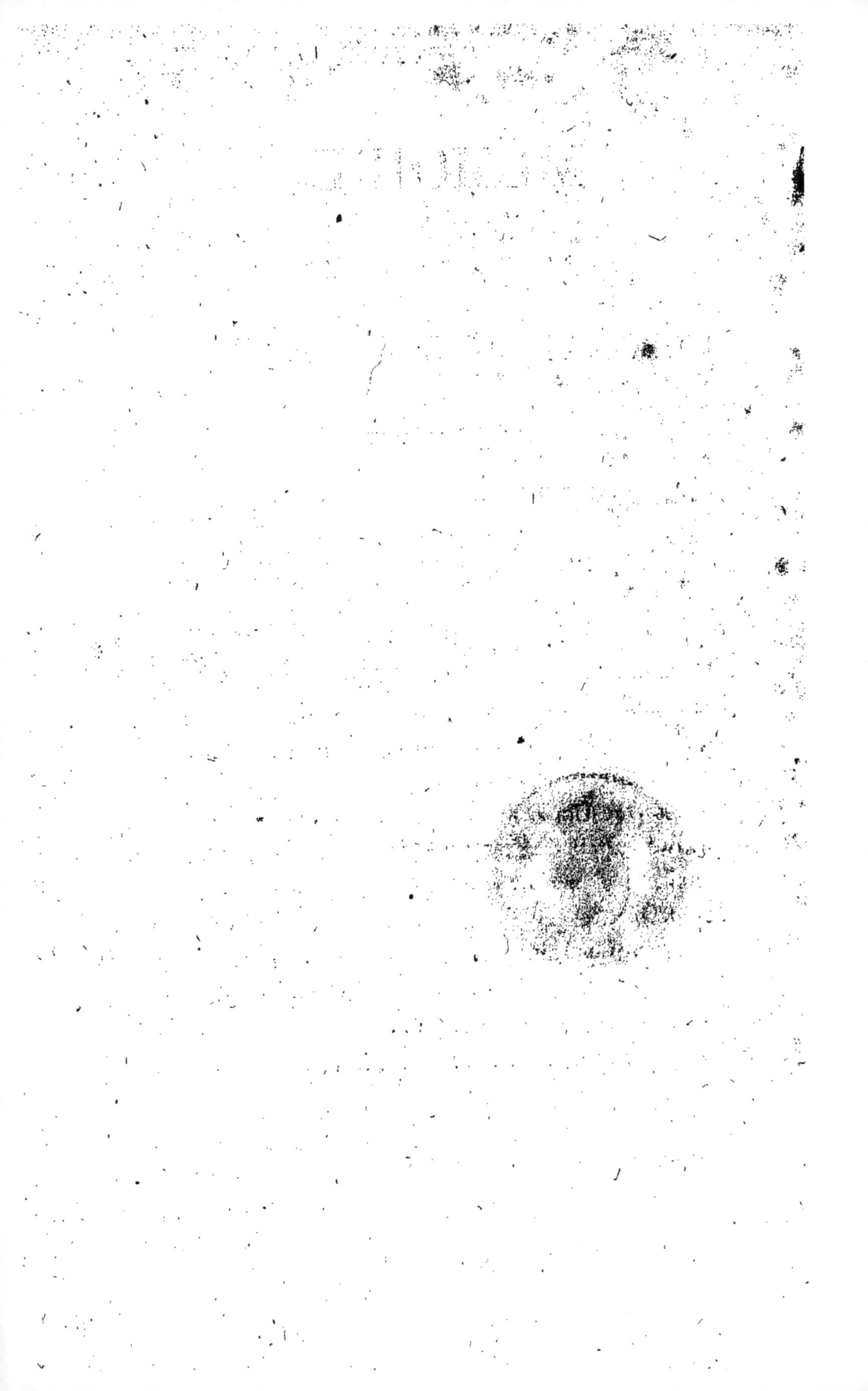

MÉMOIRE

SUR

LA NATURE ET LE SIÉGE

DES FIÈVRES INTERMITTENTES ET RÉMITTENTES.

Les fièvres intermittentes et rémittentes sont-elles de véritables phlegmasies? Ont-elles leur siége, en général, dans la muqueuse des voies digestives ? Sont-elles, en un mot, des gastro-entérites périodiques (1)?

Ces questions ne sont pas aussi faciles à résoudre qu'elles le paraissent au premier coup-d'œil, lors surtout que l'on vient à se dépouiller de tout esprit de système. Si l'on veut puiser quelques lumières dans les symptômes que ces affections développent, le plus souvent ces symptômes, bien loin de nous éclairer, viennent augmenter encore notre incertitude; les

---

(1) Broussais, *Examen des Doctrines médicales*, tom. I, proposit. 222.

1*

organes, que l'on suppose lésés, paraissent au contraire libres de toute affection, tandis que c'est dans d'autres tissus que semble résider la maladie. D'autres fois l'économie est généralement affectée ; il y a partout excès de réaction vitale, sans qu'on puisse dire quel est l'organe où cette réaction prédomine. D'autres fois enfin la peau et le cœur seuls, l'une par sa chaleur vive, l'autre par la fréquence et la force de ses battemens, attestent l'existence de l'affection.

L'anatomie pathologique ne peut pas non plus nous être d'un grand secours ; car, excepté les fièvres dites *pernicieuses*, les autres intermittentes et rémittentes, que par opposition l'on peut appeler *bénignes*, échappent à son empire, puisque jamais elles ne produisent directement la mort ; et lorsque quelque maladie étrangère entraîne la cessation de la vie, aucune trace de lésion organique ne dévoile la nature de l'affection intermittente ou rémittente qu'elle compliquait.

Toutefois il semblerait que l'analogie pourrait ici nous servir de guide, et que, puisque les pernicieuses offrent en général, après la mort, une lésion organique locale (ce qui pourtant n'arrive pas toujours ; exemple : les syncopales), les intermittentes et rémittentes bénignes ne peuvent qu'être dues à une même cause ; ou plutôt qu'elles ne doivent être essentiellement qu'une surexcitation organique plus ou moins vive. Mais la nature intime des pernicieuses elles-mêmes n'est point encore, du moins selon nous, bien connue; et il se peut très-bien, comme on le verra par la suite, qu'on ait pris dans ces maladies l'effet pour la cause; que l'on se soit arrêté à des phénomènes superficiels, sans pénétrer dans la source d'où ils émanent, et qu'ainsi on n'ait considéré que des lésions apparentes et secondaires, et que l'on ait négligé de poursuivre la cause profonde et obscure, l'affection primitive et essentielle qui les produit.

Il ne nous reste donc que la thérapeutique pour moyen d'investigation dans la solution des questions que nous nous sommes proposées. Si les fièvres intermittentes et rémittentes sont des phlegmasies de la muqueuse des voies digestives, un irritant quelconque, administré pendant le plus haut degré de la réaction fébrile, bien loin de les guérir, doit nécessairement les aggraver. Il n'y a point de milieu : ou la muqueuse gastrique est étrangère aux phénomènes qui se développent dans un accès fébrile, et n'est point essentiellement lésée de manière à produire toutes les surexcitations sympathiques qui constituent l'état pyrétique, ou le quinquina doit, en augmentant son état inflammatoire, aggraver ces sur-excitations et produire les plus funestes désordres. Dira-t-on que le quinquina est un antiphlogistique ? Cette pensée ne tombera sans doute dans la tête d'aucun praticien. Soutiendra-t-on que ces prétendues phlegmasies rémittentes ou inter-mittentes sont d'une nature toute particulière et analogue à celle des inflammations chro-niques vénériennes, scrophuleuses, etc., que certains excitans peuvent seuls dissiper ? Mais la nature des symptômes de ces pyrexies, leur acuité, les vives et nombreuses sympathies qui sont mises en jeu dans leurs cours, démentent évidemment une semblable assertion. Avan-cera-t-on que le quinquina agit par une médi-cation révulsive ? Mais, comme dans l'état ac-tuel de la science on ne peut se payer de vaines paroles, il faudrait, avant tout, démontrer évidemment quel est l'organe ou le système d'organe où s'opère cette révulsion........... Mais abandonnons ces discussions oiseuses, et laissons parler les faits ; c'est à la nature elle-même à répondre aux questions que nous nous sommes faites sur la nature et le siége des fièvres intermittentes et rémittentes.

Ces pyrexies sont endémiques dans la ville que nous habitons, placée, comme elle l'est, sous l'influence de vastes régions marécageuses qui bornent son territoire au midi. Elles sont aussi fréquemment épidémiques dans le printemps, l'été et l'automne. Une épidémie de ces fièvres, de tous les types, a régné dans l'été et l'automne de 1823, et s'est prolongée jusqu'au commencement de l'année 1824. Elle nous a donné les moyens de faire les recherches que nous publions aujourd'hui. Nous avons eu à traiter un grand nombre de malades; tous, sans exception, ont été promptement et complètement guéris. Voici le fébrifuge que nous avons constamment mis en usage : ℞ quinquina ℥ iij, sous-deuto-carbonate de potassium ℈j, sirop de nerprun q. s. pour un électuaire mou, à prendre en une dose; et voici le résultat du traitement :

OBS. 1. Le 17 juillet 1823, au matin, un jeune homme, âgé de vingt-deux ans, était dans le quatrième accès d'une fièvre intermittente tierce. L'accès fébrile avait débuté, la veille au soir, par un frisson violent qui avait duré une heure et demie, et qui avait été suivi d'une chaleur générale vive. Cette chaleur persistait encore; le pouls battait cent fois par minute; il y avait une légère moiteur ; la langue était humide, nette, de couleur naturelle; le malade n'accusait aucune douleur locale ; point de lésion organique apparente. (Electuaire fébrifuge.) Le soir, apyrexie.

Le 18, le 19, apyrexie ; langue naturelle; appétit ; guérison qui s'est soutenue.

Remarques. Dans cette observation , 1°. rien n'annonçait la lésion de la muqueuse gastrique ; 2°. aucune douleur locale , ni aucun autre signe n'éclairaient sur le siége de l'affection ; 3°. le fébrifuge , bien loin de sur-irriter les voies digestives, comme cela a lieu dans la gastrite idiopathique , a , au contraire , déterminé une guérison prompte et solide.

Obs. 2. Le 8 août , un enfant de huit ans était atteint, depuis vingt-trois jours , d'une fièvre quotidienne qui débutait par un frisson intense, avec tremblement, suivi, deux heures après, d'une chaleur vive, avec soif et céphalalgie frontale. La langue n'indiquait aucune lésion gastrique : l'appétit était naturel dans l'apyrexie.

Le même jour , à midi , accès comme les précédens. Le soir , à cinq heures , la chaleur est très-vive ; la langue est humide, nette, sans rougeur. (Electuaire fébrifuge.)

Le 9 , au matin, apyrexie , langue naturelle, appétit. Le soir , accès léger (électuaire fébrifuge).

Le 10 , santé parfaite , qui ne s'est point démentie depuis.

Remarques. La soif , la céphalalgie frontale semblaient indiquer une sur-irritation gastrique. Cependant le fébrifuge donné pendant l'accès, à deux reprises , et à très-forte dose re-

lativement à l'âge du sujet, bien loin d'exas-
pérer la maladie, l'a dissipée complètement.
Donc ces symptômes ne dépendaient point
d'une lésion essentielle de la muqueuse des
voies digestives.

Obs. 3. Un enfant, âgé de quatorze ans, était
atteint depuis trois mois d'une fièvre quotidienne. La langue était nette, humide, plutôt
pâle que rouge, l'appétit bon, la digestion régulière. Dans l'accès, léger malaise général, point
de douleur locale autre qu'une céphalalgie
frontale assez vive.

Le 8 août, à deux heures de l'après midi,
retour de la fièvre; frisson violent pendant une
heure et demie, ensuite chaleur vive. (Electuaire
fébrifuge à cinq heures du soir.)

Le 9, apyrexie. La fièvre n'est plus revenue.
La santé est parfaite.

Remarques. La céphalalgie frontale, qui n'était
point accompagnée de délire, de soubresauts
des tendons, etc., qui d'ailleurs n'était point
en rapport avec la violence de la fièvre, ne
peut ici indiquer que le cerveau fût le siége de
l'affection.

Obs. 4. Un jeune homme de vingt ans avait
eu deux accès de fièvre tierce, lorsque, le
11 août, il entra à l'hôpital. L'accès fébrile ne
devait revenir que le lendemain 12; cependant,
le soir du 11, il fut pris d'un frisson violent,
suivi, après deux heures, d'une chaleur vive

avec céphalalgie , soif , sans rougeur ni séche-
resse de la langue. (Electuaire fébrifuge au début
de la chaleur.) La chaleur diminue promptement après l'ingestion du fébrifuge ; l'accès
est moins long et moins intense que les précédens.

Le 12 , le 13 , le 14 , le 15 , apyrexie. Guérison.

Remarques. La chaleur et tous les symptômes
fébriles ont promptement diminué sous l'influence du fébrifuge , et l'accès a été moins
intense et moins long que les précédens ; cela
aurait-il eu lieu si la fièvre eût été le produit
réel d'une véritable gastro-entérite ?

Obs. 5. Une jeune fille de quinze ans , at-
teinte d'une fièvre rémittente tierce depuis
quinze jours , entra à l'hôpital le 16 août au
matin. Le pouls était fréquent et fébrile ,
quoique la chaleur fût modérée , la langue
humide et de couleur naturelle. L'appétit était
perdu. Le soir du même jour , qui était le jour
de la pyrexie périodique , puisqu'il y avait eu
un accès fébrile le 14 , frisson violent qui dure
plusieurs heures ; ensuite chaleur vive , céphalalgie , douleurs contusives. (Electuaire fébrifuge au début de la chaleur.) Accès moindre
que les précédens.

Le 17 , le 18 , apyrexie ; guérison parfaite ,
qui s'est soutenue.

Remarques. On voit ici une rémittente bien

caractérisée, promptement guérie par le quinquina administré pendant l'exacerbation fébrile. Les remarques sur l'observation précédente sont applicables à ce cas.

Obs. 6. Un homme, âgé de quarante-cinq
ans, avait eu déjà plusieurs accès de fièvre
quarte, lorsque, le 17 août, il vint à l'hôpital
réclamer les secours de l'art ; rien n'annonçait
la moindre lésion des voies digestives ; tous les
viscères abdominaux étaient en bon état.

Le lendemain de son entrée, jour de la
fièvre, l'accès survint à cinq heures du soir ;
la langue était de couleur naturelle ; aucun
viscère n'était douloureux, ni le foie, ni la
rate, quoique explorés avec une assez forte
pression. (Electuaire fébrifuge au début et
pendant le frisson fébrile.) Accès moindre que
les précédens ; la fièvre n'est plus revenue ; la
santé s'est maintenue dans toute son intégrité.

Remarques. Voilà une fièvre quarte qu'une
seule dose du fébrifuge a fait complètement
disparaître, sans déterminer la moindre lésion
dans les viscères.

Obs. 7. Le 20 août, un enfant de quinze ans,
au troisième jour d'une fièvre quotidienne, fut
atteint de l'accès fébrile à une heure de l'après-
midi. La langue était naturelle pour la couleur
aux bords et à la pointe ; sa surface était légèrement grisâtre ; aucune lésion organique sen-

sible. (Electuaire fébrifuge pendant la période de la chaleur.) La fièvre n'en fut point diminuée, mais elle ne se montra plus; l'appétit, qui était beaucoup diminué, revint bientôt, et la guérison fut parfaite.

Obs. 8. Un homme de trente-huit ans était, le 25 août, au troisième jour d'une fièvre quotidienne. Accès à huit heures du soir; rien n'indiquait la moindre lésion organique (électuaire fébrifuge au début) : le lendemain, et les jours suivans, apyrexie.

Obs. 9. Le 28 août, un homme de vingt-sept ans, ayant eu déjà deux accès de fièvre sous le type tierce, fut pris du frisson fébrile à midi. Les voies digestives n'offraient aucun signe de sur-irritation. (Electuaire fébrifuge.) Le frisson fut brusquement interrompu, la chaleur fut très-modérée, et la fièvre ne revint plus.

Remarques. Voyez l'effet prompt du fébrifuge, qui arrête subitement le frisson et abrège le cours de l'accès fébrile, au lieu de le prolonger. Nous aurons occasion d'observer encore ce singulier phénomène.

Obs. 10. Un jeune homme de dix-huit ans était, le 30 août, au cinquième jour d'une fièvre tierce. Le soir, retour de la fièvre; les voies digestives étaient en bon état; aucune douleur locale, autre qu'une céphalalgie légère, ne

pouvait faire présumer le siége de l'affection.
(Electuaire fébrifuge.) La fièvre ne revint plus.

Obs. 11. Le 2 septembre, à sept heures du
soir, un homme de quarante ans entra dans
le troisième accès d'une fièvre quarte ; la langue
humide n'offrant aucune rougeur, était cou-
verte d'un enduit muqueux grisâtre; aucune
douleur locale, seulement un malaise général.
(Électuaire fébrifuge au début.) La fièvre n'a
plus reparu.

Obs. 12. Le 3 septembre, un enfant de douze
ans, atteint d'une fièvre quotidienne depuis
trois jours, entra dans son accès fébrile à quatre
heures du soir. (Électuaire fébrifuge, qu'aucune lésion gastrique ne contre-indiquait.)

Le 4 l'accès revint à la même heure, et avec
la même intensité; malaise général; douleurs
contusives; aucun signe de la moindre lésion
viscérale. (Deuxième dose du fébrifuge.) La
guérison fut complète.

Remarques. Voilà deux assez fortes doses de
quinquina qui auraient dû inévitablement aggraver la maladie, surtout chez un jeune sujet,
si elle avait eu sa source dans une phlegmasie
gastrique, et qui cependant l'ont dissipée complètement; preuve évidente qu'elle avait un
tout autre siége.

Obs. 13. Pascal Arnaud, âgé de vingt-quatre
ans, était, le 5 septembre, au quatrième jour

d'une fièvre quotidienne. Accès à onze heures du soir.

Le 6 au matin, la chaleur est encore vive, le pouls fréquent; la langue est humide et de couleur naturelle. Le malade ne se plaint que de douleurs contusives, et d'un malaise général. (Électuaire fébrifuge.) Le soir, apyrexie.

Le 7, retour de la fièvre à onze heures du matin ; rien n'annonce la lésion des voies digestives. (Électuaire fébrifuge pendant le frisson.) Le soir, fièvre modérée.

Le 8 au matin, la peau conserve un peu de chaleur, le pouls un peu de fréquence ; la langue est un peu sèche, et légèrement rouge. (Boisson adoucissante, bouillon aux herbes.)

Le 9, pouls moins fréquent; langue plus humide, moins rouge.

Le 10, apyrexie, langue naturelle, guérison complète.

Remarques. Dans cette observation, après la deuxième dose du fébrifuge, l'état de la langue a annoncé une légère sur-irritation gastrique ; mais il est évident que cette lésion a été l'effet du remède, car elle n'existait point avant son administration; et certes, si la fièvre intermittente eût été une véritable gastrite, outre que des signes propres l'auraient dévoilée, la médication surexcitante en aurait singulièrement augmenté l'intensité. Il est probable que la muqueuse gastrique du sujet, naturellement irritable, s'est montrée sensible à l'action du médicament.

Obs. 14. Jean Costes, âgé de dix-huit ans, fut atteint d'une fièvre quotidienne le 4 septembre.

Le 7, à deux heures et demie du soir, peu après son entrée à l'hôpital, il fut pris d'un frisson avec tremblement, qui dura deux heures et fut suivi d'une forte chaleur; le pouls battait cent vingt fois par minute; la langue était humide et de couleur naturelle; le malade ne se plaignait que d'un malaise général et de douleurs contusives. (Électuaire fébrifuge à six heures.

Le 8 au matin, santé parfaite; à six heures du soir, retour de l'accès, qui n'a plus reparu.

Obs. 15. Félix Lapeyrouse éprouva un accès fébrile dans la nuit du 7 au 8 septembre.

Le 8 au matin, apyrexie; la nuit suivante l'accès revient. (Électuaire fébrifuge.)

Le 9, accès à cinq heures du soir; langue légèrement blanchâtre; point de douleur locale. (Électuaire fébrifuge pendant la période de la chaleur.)

Le 10, apyrexie, guérison.

Remarques. Cette observation est analogue au n° 13; mais ici il n'y eut point de sur-excitation gastrique consécutive, sans doute à cause de l'idiosyncrasie du sujet.

Obs. 15. Louis Fage, âgé de dix-sept ans, était, le 8 septembre, au cinquième jour d'une fièvre intermittente quotidienne; dans l'accès, il se plaignait seulement d'une céphalalgie générale intense, qui persistait, quoiqu'à un degré moindre, pendant l'apyrexie. (Quatre sangsues à chaque tempe.)

Le 9 au matin, apyrexie, céphalalgie nulle; à une heure de l'après-midi, retour de l'accès ; point ou peu de céphalalgie. (Électuaire fébrifuge à six heures du soir, époque du plus haut degré de la chaleur fébrile; la langue était de couleur naturelle.)

Le 10 au matin, apyrexie : à une heure de l'après-midi nouvel accès, en tout semblable à celui de la veille. (Deuxième dose de l'électuaire fébrifuge.)

Le 11, l'accès fébrile est à peine sensible. (Troisième dose de l'électuaire fébrifuge.) Langue toujours naturelle.

Le 12, apyrexie le matin; le soir un peu de chaleur, pouls légèrement fréquent.

Le 13 et le 14, même état.

Le 15, quatrième dose de l'électuaire fébrifuge, qui dissipe pour toujours ces légers accès. La langue est nette, humide, et n'offre aucune rougeur; l'appétit est bon ; toutes les fonctions s'exercent de la manière la plus régulière.

Remarques. On voit dans cette observation une sur-excitation cérébrale compliquant l'accès fébrile, mais ne le constituant pas, puisque les sangsues ayant dissipé la céphalalgie, signe de cette sur-excitation, le cours de la fièvre ne fut point interrompu.

On voit aussi une très-grande quantité d'un fébrifuge irritant administré pendant les périodes fébriles, et chez un jeune sujet, sans que les voies digestives aient été sur-irritées ; ce qui aurait eu lieu inévitablement, si la muqueuse gastrique avait été le siége d'une inflammation produisant la pyrexie.

Obs. 16. Jacques Sorbier, âgé de quatorze ans, avait eu déjà deux accès de fièvre intermittente tierce, lorsque le 8 septembre, il entra à l'hôpital; la langue nette, humide, n'offrait aucune rougeur morbide; l'appétit était bon ; le malade n'accusait aucune douleur locale, tous les organes étaient dans leur état normal.

Accès fébrile à onze heures du matin ; frisson violent avec tremblement pendant deux heures et demie; puis, chaleur vive, qui se prolonge fort avant dans la nuit, et est suivie d'une sueur abondante. Pendant cet accès, aucun signe n'annonce une sur-irritation gastrique.

Le 9, apyrexie, bien.

Le 10, accès à midi, comme celui du 8.. (Électuaire fébrifuge, au début de la chaleur.) Le soir, état apyrétique.

Le 11, le 12 et les jours suivans, apyrexie, santé parfaite, guérison.

Remarques. Observez que l'accès fébrile, bien loin d'être aggravé par l'influence du fébrifuge, comme cela aurait eu lieu si la fièvre eût été réellement une gastrite ou une gastro-entérite, a au contraire beaucoup perdu de son intensité et n'a plus reparu.

OBS. 17. Jean Vallon, âgé de 24 ans, atteint d'une fièvre quotidienne, entra à l'hôpital le 8 septembre au soir, huitième jour de cette pyrexie.

Le 9, à sept heures du matin, frissons, nausées, vomissemens. Cependant la fréquence du pouls ne s'élève pas au-dessus du degré normal. La langue est humide, plutôt pâle que rouge, et est recouverte d'une légère couche blanchâtre. Cet état dure toute la matinée; chaleur naturelle; le soir, bien.

Le 10, à sept heures du matin, frisson violent, avec tremblement, nausées et vomissemens continuels, céphalalgie intense, avec élancemens douloureux aux tempes; le pouls, la chaleur, l'état de la langue, comme la veille. À midi, malgré les nausées, électuaire fébrifuge qui n'est point vomi; le soir, bien.

Le 11, état de santé ordinaire, qui s'est maintenu.

Remarques. Nous voyons dans ce cas une pyrexie singulière ; le cœur et les capillaires généraux qui président à la calorification n'étaient point influencés par la lésion organique, cause de la pyrexie. Cette lésion n'agissait que sur le cerveau et les fibres musculaires de la muqueuse gastrique , sans produire dans celle-ci un véritable état de phlogose, puisque le fébrifuge fit cesser pour toujours les contractions convulsives de l'estomac, sans développer dans ce viscère aucun symptôme de phlegmasie.

Obs. 18. Un jeune homme , âgé de dix-sept ans , entra à l'hôpital le 9 septembre au matin. Il était atteint d'une fièvre quotidienne depuis le 4. Les voies digestives étaient dans leur état naturel ; toutes les fonctions s'exerçaient de la manière la plus régulière. A une heure de l'après-midi, frisson avec tremblement pendant une heure et demie ; ensuite chaleur vive , qui va croissant jusqu'à six heures, où l'on donna l'électuaire fébrifuge , qui n'était contre-indiqué par aucun signe de sur-irritation gastrique. — Accès moins long que les précédens.

Le 10 au matin, apyrexie ; retour de l'accès à la même heure et avec la même intensité que la veille. (Nouvelle dose de l'électuaire fébrifuge.)

Le 11 au matin , apyrexie ; langue nette , humide , plutôt pâle que rouge. Le soir , à six heures, accès léger. (Troisième dose de l'électuaire fébrifuge.)

Le 12 au matin , apyrexie. Le soir , un peu de chaleur ; pouls légèrement fébrile.

Le 13 , le mouvement fébrile persiste ; langue un peu rouge sur les bords. (Boisson gommeuse.) Le soir , léger paroxysme.

Le 14 , même état.

Le 15 au matin , langue naturelle, apyrexie. Le soir , le pouls bat 100 fois par minute. (Quatrième dose de l'électuaire fébrifuge.)

Le 16 , apyrexie ; pouls , 60 ; langue naturelle ; appétit ; rien qui annonce la plus légère sur-excitation gastrique : guérison.

Remarques. On voit, dans cette observation, une fièvre quotidienne qui a exigé quatre doses de l'électuaire fébrifuge. A la vérité, après la troisième dose , la langue a offert un peu de rougeur sur ses bords ; mais une preuve que la légère irritation gastrique que cette rougeur dévoilait ne dépendait point de la fièvre , mais seulement de l'action du quinquina, c'est que la pyrexie a diminué au lieu de s'accroître, et qu'une quatrième dose du fébrifuge l'a dissipée complètement. Nous verrons , plus bas , une observation encore plus convaincante.

Obs. 19. Pierre Vidal , âgé de quatorze ans ,

était au trente-unième jour d'une fièvre intermittente quarte, le 9 septembre, jour de son
entrée à l'hôpital. Apyrexie ; fonctions dans
l'état normal.

Le 10, *id.* — Le 11, accès à deux heures de
l'après-midi. Il débute par un frisson, sans
tremblement, qui dure une heure et est suivi
d'une chaleur intense. La langue est humide et
de couleur naturelle. (Électuaire fébrifuge, à
cinq heures du soir, pendant le plus haut degré
de la chaleur.) La fièvre n'est plus revenue.

Obs. 20. Marianne Ouran, âgée de soixante
ans, eut, le 9 septembre, à deux heures de
l'après-midi, le huitième accès d'une fièvre
quotidienne. — Le soir, à six heures, la chaleur était vive, la langue était un peu rouge à
la pointe et aux bords ; la malade n'accusait
aucune douleur locale. (Eau d'orge miellée.)

Le 10 au matin, apyrexie, langue naturelle.
—Le soir, à quatre heures, fièvre qui n'est
point précédée de frisson ; chaleur vive ; langue
un peu rouge à la pointe et aux bords, mais
humide. (Électuaire fébrifuge à sept heures.)

Le 11, apyrexie, langue naturelle ; appétit
La fièvre n'a plus reparu.

Remarques. Nous voyons ici une fièvre quotidienne avec une légère rougeur de la langue
pendant l'accès, et qui, bien loin de s'aggraver
par le fébrifuge irritant administré pendant

l'état pyrétique , s'est, au contraire, dissipée complètement ; preuve, évidente que la phlogose gastrique, dont l'état de la langue semblait dévoiler l'existence, ne formait point , si réellement elle avait lieu, le fond, l'essence de la maladie, et que la fièvre devait avoir une autre cause que la lésion des organes de la digestion.

OBS. 21. François Pecou, âgé de dix-huit ans, entra à l'hôpital le 11 septembre, à neuf heures du matin, troisième jour d'une fièvre intermittente tierce. L'accès avait débuté à six heures; la chaleur générale était vive, et le malade se plaignait d'un grand malaise général : toutefois la langue était naturelle , et les viscères gastriques ne paraissaient nullement affectés. — A dix heures, électuaire fébrifuge, qui fait cesser brusquement la chaleur, la fièvre et le malaise. (Rapport du malade.)

Le 12 , apyrexie ; appétit ; langue naturelle ; alimens.

Le 13 au matin, apyrexie , céphalalgie frontale vive. (Six sangsues à chaque tempe.) A onze heures , frisson pendant deux heures, puis chaleur, fièvre.

Le 14, la fièvre prend le type quotidien. Le matin, apyrexie ; le soir, à quatre heures, chaleur assez vive , pouls fréquent.

Le 15 au matin, apyrexie ; le soir, même

état que la veille. (Électuaire fébrifuge pendant la chaleur.)

Le 16, apyrexie. — La fièvre n'est plus revenue.

Remarques. Observez l'influence du fébrifuge qui, s'il n'arrêta pas brusquement, comme le dit le malade, le mouvement et les épiphénomènes fébriles, les diminua du moins d'une manière très-remarquable, au lieu de les aggraver, comme il l'aurait fait, s'il y avait eu réellement phlogose des voies digestives.

Obs. 22. Jacques Vallon, âgé de vingt-sept ans, entra à l'hôpital le 11 septembre, atteint d'une fièvre quotidienne depuis quinze jours. L'accès fébrile était survenu la nuit précédente ; la peau était chaude, la langue humide, nette et de couleur naturelle ; le malade ne se plaignait que d'un malaise général, et n'accusait aucune douleur locale. (Électuaire fébrifuge à neuf heures du matin.) Le soir, apyrexie, langue naturelle, appétit. La fièvre n'a plus reparu.

Obs. 23. Jeanne Minot, âgée de quarante-huit ans, était, le 17 septembre, au dixième jour d'une fièvre quotidienne. A quatre heures du soir, retour de l'accès fébrile ; frisson jusqu'à sept heures : alors, chaleur qui va croissant jusqu'à onze heures ; réponses vagues, lentes, délire, stupeur; langue humide, nette, de couleur naturelle ; ensuite, perte de connaissance. (Électuaire fébrifuge à sept heures du soir.)

Le 18 au matin, apyrexie; fonctions intellectuelles libres. Le soir, à neuf heures, accès comme la veille. (Électuaire fébrifuge pendant la période de la chaleur.)

Le 19, apyrexie. L'accès n'a plus reparu.

Remarques. Voilà une fièvre intermittente, avec une lésion cérébrale grave, dissipée par l'électuaire fébrifuge administré au milieu de l'accès fébrile.

Obs. 24. Georges Valentin, âgé de cinquante-huit ans, entra à l'hôpital le 23 septembre, atteint d'une diarrhée considérable, et d'une fièvre intermittente tierce qui datait de six jours. La langue était de couleur naturelle à notre visite du matin, et le malade était sans fièvre. — Le soir, même état ; diarrhée nulle.

Le 24 au matin, apyrexie. A midi, frisson avec tremblement pendant deux heures ; ensuite, chaleur, fièvre aiguë, délire ; le malade se lève et court les salles ; diarrhée séreuse. (Électuaire fébrifuge, à cinq heures du soir, pendant le plus haut degré de la chaleur fébrile.)

Le 25 au matin, apyrexie ; point de diarrhée; une seule selle la nuit précédente. Le soir, même état.

Le 26 au matin, apyrexie ; le soir, accès léger , sans diarrhée , sans lésion des fonctions intellectuelles. (Électuaire fébrifuge au milieu de l'accès fébrile.)

Le 27, apyrexie, langue naturelle, appétit. La fièvre n'est plus revenue.

Remarques. On voit, dans cette observation , une fièvre tierce , avec lésion du cerveau ou de ses membranes et de la muqueuse intestinale ; toutefois, bien loin d'être aggravée par le fébrifuge, elle s'est promptement dissipée sous l'influence de cet irritant ; preuve évidente que la lésion de l'intestin n'était point essentielle, ne constituait point le fond de la maladie , et n'était qu'un simple épiphénomène d'une autre lésion.

Obs. 25. Pierre Gonié , âgé de seize ans , entra à l'hôpital le 27 septembre au soir, atteint , depuis trois jours, d'une fièvre quotidienne ; le pouls était fébrile, la peau brûlante. (Eau d'orge miellée.)

Le 28, au matin, apyrexie, chaleur naturelle, langue humide, blanchâtre ; les papilles de cet organe sont hérissées et lui donnent un aspect velouté. A deux heures de l'après-midi, frisson, sans tremblement, pendant deux heures ; ensuite chaleur vive, pouls fréquent et fort. A sept heures du soir, même état. (Electuaire fébrifuge.)

Le 29, au matin, apyrexie ; la langue est

sèche, un peu rouge, papilles toujours hérissées. (Eau d'orge miellée.) A cinq heures du
soir, retour de l'accès fébrile, mais sans frisson ; ce qui annonce une diminution notable
dans les phénomènes pyrétiques : la chaleur
est vive, le pouls fréquent. (Electuaire fébrifuge.)

Le 30, au matin, apyrexie, état de la langue
comme la veille ; le malade se trouve bien et
demande des alimens. (Soupe.) Le soir, même
état.

Le 1ᵉʳ. octobre, même état ; le 2, la langue
a perdu sa rougeur, son aspect velouté, et est
plus humide.

Le 3, état ordinaire ; appétit. Guérison.

Remarques. Dans ce cas, la fièvre quotidienne
était compliquée d'une sur-irritation gastrique ;
mais cette sur-irritation n'était évidemment
qu'un effet de la pyrexie périodique, puisqu'elle
s'est dissipée avec elle, et que le fébrifuge ne l'a
point aggravée ; ce qui aurait eu lieu indubita-
blement, si la gastrite eût été idiopathique ,
comme dans un des cas suivans. (Voyez
obs. 29.)

Obs. 26. Gabriel Mouillas, âgé de quatorze
ans, était au huitième jour d'une fièvre rémittente quotidienne, lorsqu'il entra à l'hôpital le 1ᵉʳ. octobre au matin ; la peau était chaude,
le pouls battait quatre-vingt-dix fois par mi-

nute, la langue était humide, nette, de couleur naturelle; point de lésion organique sensible. A midi, frisson, avec tremblement, pendant une heure et demie; ensuite chaleur vive,
fièvre aiguë, langue un peu rouge sur les bords.
(Electuaire fébrifuge pendant le plus haut degré de la chaleur.)

Le 2, au matin, même état que la veille;
retour de l'accès fébrile à midi, avec les mêmes
symptômes. Le soir, à six heures, électuaire
fébrifuge.

Le 3, au matin, pouls, quatre-vingt-cinq;
chaleur modérée, langue humide, nette, de
couleur naturelle; accès léger à cinq heures
du soir. (Electuaire fébrifuge.)

Le 4, le pouls est encore fréquent (cent), la
chaleur est modérée, la langue naturelle; le
soir, apyrexie; pouls, 74.

Le 5, apyrexie, appétit; guérison.

Remarques. Cette fièvre était réellement de
nature rémittente; pendant l'accès, la langue
rougit un peu sur les bords. Le fébrifuge fit
disparaître tous les mouvemens fébriles, et les
voies digestives ne furent point sur-irritées;
preuve évidente que l'état de surexcitation de
l'estomac n'était qu'un simple épiphénomène
d'une autre lésion principale.

Obs. 27. Claude Mouillas, âgé de dix ans,
frère du précédent, entra aussi à l'hôpital,

le 1ᵉʳ. octobre , au matin , atteint , depuis quatre jours , d'une fièvre quotidienne rémittente ; le pouls était fébrile , la langue un peu sèche , la chaleur modérée ; point de douleur locale , point de lésion organique apparente. A midi , accès qui débute par un frisson , avec tremblement ; au bout de deux heures , chaleur vive , céphalalgie frontale. Le soir , à six heures , même état. (Electuaire fébrifuge.)

Le 2 , au matin , même état que la veille ; retour de l'accès à deux heures , avec les mêmes symptômes. (Electuaire fébrifuge pendant la période de la chaleur.)

Le 3 , au matin , pouls encore fréquent ; langue naturelle , anorexie ; point d'accès. Le soir , demi-dose de l'électuaire fébrifuge.

Le 4 , au matin , pouls , 84 ; le soir , pouls , 72.

Le 5 , apyrexie complète ; guérison.

Remarques. Voilà encore une véritable rémittente dont les accès fébriles furent supprimés par le fébrifuge administré pendant la pyrexie périodique , tandis que la pyrexie continue s'éteignit complètement après la troisième dose de ce médicament.

Obs. 28. Jean Mouillas , âgé de cinquante ans , père des deux malades précédens , était , le 1ᵉʳ octobre au matin , au neuvième jour d'une fièvre rémittente quotidienne. A son arrivée à l'hôpital , le pouls était fébrile , la chaleur mo-

'dérée; le malade n'accusait aucune douleur locale, et rien n'indiquait'un organe particulièrement lésé. — A deux heures de l'après-midi, frisson avec tremblement ; à quatre heures , chaleur vive , céphalalgie frontale très-intense. (Électuaire fébrifuge.)

Le 2 au matin, même état que la veille. Retour de l'accès fébrile à deux heures ; il est moindre que le précédent. (Électuaire fébrifuge pendant la période de la chaleur.)

Le 3 au matin, pouls un peu fréquent, chaleur naturelle. Le soir, même état; point d'accès fébrile. (Demi-dose de l'électuaire fébrifuge.)

Le 4 au matin, pouls, 90; langue naturelle, céphalalgie. (Quatre sangsues à chaque tempe.) Le soir, bien; pouls, 74.

Le 5, apyrexie; appétit; guérison.

Obs. 29. Jeanne Mouillas, âgée de onze ans, était malade depuis sept jours, lorsqu'elle entra à l'hôpital dans la matinée du 1er octobre. Le pouls était fébrile ; la langue sèche, lisse , luisante, et rouge à la pointe et à sa surface. A trois heures , frisson avec tremblement pendant deux heures et demie ; ensuite, chaleur vive , fièvre plus aiguë que le matin ; langue plus sèche et plus rouge. (Eau d'orge miellée.)

Le 3 au matin, pouls, 104 ; langue moins

sèche et moins rouge que le soir de la veille ; chaleur modérée. (Huit sangsues à l'épigastre, eau d'orge miellée, bouillons aux herbes.)— A 3 heures, frisson fébrile ; ensuite, chaleur vive ; pouls, 120 ; langue moins rouge.

Le 4 au matin, langue humide, encore un peu rouge. — A cinq heures du soir, retour de l'accès fébrile.

Le 5 au matin, langue humide, de couleur naturelle ; apyrexie. — Dans l'après-midi, accès ; le soir, pouls, 126.

Le 6 au matin, apyrexie ; bien. (Deux grains de sulfate de quinine toutes les deux heures.) —L'accès est moindre. —Les accès diminuèrent peu à peu d'intensité, et cessèrent pour toujours le 9.

Remarques. Dans cette observation, une véritable gastrite idiopathique compliquait une fièvre intermittente quotidienne, mais ne la constituait pas ; car la pyrexie périodique persista avec la même intensité après la cessation de la phlegmasie. On voit que nous nous sommes bien gardé d'administrer le fébrifuge pendant l'existence de la phlogose, et que, même après son extinction, nous avons fait choix du sulfate de quinine, comme moins irritant que l'électuaire employé dans tous les cas précédens.

Obs. 30. Joseph Ponge, âgé de seize ans,

entra à l'hôpital le 5 octobre au soir ; il avait de la fièvre , de la céphalalgie , et était malade depuis quatre jours.

Le 6 au matin , pouls , 112 ; langue sèche , rouge à sa surface et à ses bords ; soif ardente ; épigastre douloureux à la pression ; chaleur générale vive. (Eau d'orge miellée , bouillons aux herbes.) Le soir, pouls moins fréquent (92). — Paroxysme de chaleur la nuit.

Le 7 au matin ; pouls , 100 ; langue moins rouge , moins sèche ; soif moins vive. Le soir, pouls , 87 ; paroxysme de chaleur la nuit.

Le 8 au matin, langue rouge et sèche ; pouls, 100. (Huit sangsues sur l'épigastre , eau d'orge miellée , diète sévère. Les piqûres des sangsues coulent énormément ; il y a des défaillances dans la journée. Le soir, pouls , 92 ; langue humide , moins rouge.

Le 9, au matin , langue humide , de couleur naturelle ; cependant le pouls donne cent six battemens par minute , ce qui nous semble provenir de l'hémorrhagie abondante de la veille (*ex inanitate vasorum*) ; le soir , même état ; pouls , 100.

Le 10 , grande faiblesse , langue naturelle , pouls toujours fréquent. (Riz à l'eau, eau d'orge miellée.) Le soir, pouls , 80.

Le 11 , grand appétit , la langue se conserve toujours dans un bon état. Le malade est mis au quart maigre, malgré le pouls qui est encore fréquent (90 à 100).

Le 12, chaleur naturelle, point de soif ; pouls, quatre-vingt-douze ; appétit. (Demi-portion d'aliment).

Le 13, le 14, le 15, même état.

Le 16, à deux heures de l'après-midi, frisson violent, avec tremblement, pendant deux heures et demie ; ensuite chaleur intense, fièvre aiguë ; pouls, 120 ; la langue est toujours humide et de couleur naturelle.

Le 17, au matin, apyrexie, appétit ; *idem*, le soir.

Le 18, au matin, apyrexie ; à deux heures, retour de l'accès fébrile ; la langue ne rougit point. (Electuaire fébrifuge à six heures du soir, époque du plus haut degré de la chaleur.)

Le 19, au matin, apyrexie ; langue humide, nette, plutôt pâle que rouge ; léger accès à trois heures.(Electuaire fébrifuge pendant la chaleur.)

Le 20, le 21, etc., apyrexie ; guérison.

Remarques. Cette observation offre une gastrite idiopathique, qui a précédé une fièvre tierce, laquelle, sur la fin, est devenue quotidienne. Remarquez que ni le développement des accès fébriles qui ont succédé à la phlegmasie gastrique, ni le fébrifuge employé pour les dissiper, n'ont réveillé celle-ci, et que la pyrexie périodique, qui n'existait point pendant la phlogose, est survenue lorsque celle-ci a cessé; preuve évidente que ces deux affections étaient indépendantes l'une de l'autre.

Nous passons sous silence un grand nombre de faits analogues à ceux que nous venons d'exposer, et qui nous semblent suffisans pour que nous puissions en déduire ces conséquences générales :

I. Dans les fièvres intermittentes et rémittentes, une affection locale, quelle qu'on la suppose, et que l'on considère comme cause de ces fièvres, n'offre, le plus souvent, aucun signe sensible, et est toujours hors de toute proportion avec l'intensité des phénomènes fébriles.

II. Les fièvres intermittentes et rémittentes ne sont point de véritables phlegmasies; à moins qu'on ne suppose que le quinquina a une vertu anti-phlogistique, ou qu'il agit par révulsion. Mais la première propriété est démentie par l'expérience, et la médication révulsive l'est par les faits que nous avons rapportés; car la révulsion n'y a eu lieu sur aucun organe, pas même sur la muqueuse gastrique, qui, dans presque tous les cas, n'a offert, après l'emploi du fébrifuge, aucun signe de sur-excitation.

III. Ces pyrexies sont des affections *sui generis*, qui se compliquent quelquefois de sur-irritations locales.

IV. Selon la gravité, plus ou moins grande , de ces sur-irritations, et selon les organes , plus ou moins importans, qui en sont le siége , la fièvre prend le nom de *pernicieuse* ou de *bénigne*.

V. Lorsque la sur-excitation locale qui complique une fièvre intermitteute, est un produit réel de cette fièvre, le fébrifuge peut être administré pendant l'état pyrétique et sans aucun traitement préalable. Dans ce cas , la fièvre est intermittente , et la sur-excitation locale disparaît avec la pyrexie. (Obs. 17, 20, 23, 24, 25.)

VI. Mais lorsque la sur-excitation locale , qui complique la pyrexie périodique , est idiopathique et non le produit de cette fièvre, on ne peut sans danger administrer le fébrifuge qu'après avoir dissipé la sur-irritation organique qui la complique. Dans ce cas , la fièvre n'est point intermittente, tant que l'inflammation qui y est unie existe ; la fréquence du pouls et tous les autres phénomènes sympathiques de la phlegmasie locale survivent à l'accès fébrile : la fièvre ne devient intermittente qu'après que la phlogose organique qui la complique s'est dissipée par la nature ou par l'art. (Obs. 29.)

VII. Dans toute sur-excitation locale, idiopathique, entrecoupée d'accès fébriles, il y a réellement deux affections : 1°. la phlegmasie organique ; 2°. la pyrexie périodique. C'est contre la première que le praticien doit d'abord diriger tous ses moyens.

VIII. Lorsqu'une inflammation locale suit le cours d'une pyrexie périodique et en est réellement le produit, il faut se hâter d'employer le fébrifuge, sans cela la sur-irritation deviendrait bientôt idiopathique, car elle s'aggrave et se prolonge à chaque accès. On peut même administrer le fébrifuge dans la période fébrile, qui se trouve alors abrégée, et dont les phénomènes sont modérés, quelquefois même dissipés pour toujours par ce puissant moyen.

.IX. Le siége des pyrexies périodiques n'est point la muqueuse des voies digestives : la thérapeutique l'a démontré. Nous avons vu les accès fébriles diminuer et même cesser brusquement, sous l'influence du fébrifuge sur-irritant, même dans les cas où la phlogose gastrique paraissait évidente.

X. Dans les fièvres intermittentes simples, c'est-à-dire sans complication de phlegmasies organiques, aucun organe en particulier n'offre des signes d'une sur-irritation évidente ; tous paraissent également affectés : donc le siége des pyrexies périodiques est encore un problème à résoudre.

XI. S'il nous était permis d'exprimer notre opinion sur cet objet, nous dirions que le système nerveux, source de toute sur-irritation,

nous paraît être le siége des pyrexies périodiques ; que c'est de ce système que part le principe sur-irritant qui irradie sur l'ensemble de
l'organisation (1) ; que lorsque ce principe af-
flue également dans tous les organes, il y a
fièvre intermittente simple et bénigne ; que
lorsqu'il se concentre plus ou moins sur certains organes en particulier, il y a sur-irritation
locale, complicante et plus ou moins grave :
de là les fièvres dites *pernicieuses* ; de là aussi les
engorgemens organiques consécutifs.

XII. Puisqu'il y a des pyrexies périodiques
qui n'ont point de siége proprement dit, ne
peut-il pas y avoir des fièvres continues de même
nature (2), c'est-à-dire des fièvres continues

---

(1) Ce qui semble démontré par l'efficacité, dans
certains cas, de l'opium et des médications perturba-
trices, telles que l'action des émétiques, des drastiques,
des affections morales brusques et vives, etc.

(2) Il existe une grande analogie entre les fièvres rémittentes et intermittentes et certaines fièvres continues.
On les voit se changer réciproquement les unes en les
autres. Après la cessation des phlegmasies, ne voit-on
pas souvent la fièvre persister sans cause appréciable,
quoique les malades soient en pleine convalescence ?
Cela nous paraît dépendre de la continuation de l'afflux
de la puissance nerveuse sur l'organe central de la cir-
culation. Certaines fièvres hectiques tiennent à la même
cause : l'opium les guérit. Nous pourrions en produire
ici plusieurs exemples.

qui ne dépendraient point d'une sur-irritation locale (et on en voit beaucoup dont il est impossible de déterminer le siége) , mais , selon nous , d'une lésion particulière du système nerveux , dont l'influence se porterait généralement sur tous les organes ? Si cela était, ce seraient là les véritables fièvres essentielles.

Nous nous arrêtons ici , parce que cette discussion nous entraînerait hors des bornes de ce mémoire. Il nous suffit d'avoir démontré par les faits, 1°. que les pyrexies périodiques ne sont point des gastro-entérites ; 2°. qu'elles ne sont point de véritables phlegmasies ; 3°. enfin qu'elles paraissent être des affections essentiellement nerveuses.

C'est en vain que le docteur Desruelles (1) , voulant rattacher la théorie de ces pyrexies à la nouvelle doctrine médicale, et voyant que leur nature, et surtout leur traitement, excluaient toute idée d'une inflammation véritable, a voulu les regarder comme de simples *sur-excitations* locales, qu'il distingue soigneusement des *irritations*. Selon lui, la *sur-excitation* d'un organe est l'anneau qui attache l'état physiologique de cet organe à son état pathologique ; selon lui, l'*irritation* est un véritable

____

(1) *Journal universel des Sciences médicales*, tom. XXXII, pag. 129 et suiv.

état de maladie : c'est le premier degré de l'inflammation , premier degré qui persiste et dure autant de temps qu'il lui en faut pour s'user, les causes qui le déterminent n'existant plus ; tandis que la *sur-excitation* appartient à la physiologie, ne fait en quelque sorte qu'effleurer le tissu des organes, et ne survit que peu de temps à la cause qui la détermine.

Nous avouons ne pas bien sentir toute l'utilité de cette division scolastique ; nous avouons ne pas bien comprendre la différence essentielle qui peut exister entre l'*irritation* et la *sur-excitation*, qui toutes les deux sont si légères et si fugaces, qu'elles se dissipent au bout d'un temps très-court, et qui, sous ce rapport, peuvent être légitimement confondues. Mais nous demanderons comment il se fait que l'*irritation* qui, d'après M. Desruelles lui-même, doit toujours avoir une intensité plus remarquable que la *sur-excitation*, ne produise presque jamais des phénomènes aussi violens que les pyrexies périodiques?

Nous demanderons pourquoi, si ces pyrexies ne sont que des *sur-excitations* physiologiques, elles offrent ce remarquable appareil de symptômes, qui, à coup sûr, ne se développe jamais dans une simple *irritation*, comme, par exemple, dans la gastrite et la gastro-entérite les plus légères ; tandis que d'un autre côté

aucun signe sensible d'une phlegmasie organique ne se manifeste dans leur cours? Certes,
si une phlegmasie intense produit des phénomènes sympathiques très-prononcés, elle doit
offrir aussi les signes pathognomoniques qui
la dévoilent ; car, si la lésion locale est assez
puissante pour que l'organe affecté réagisse vi-
vement sur l'ensemble de l'organisation, il faut
nécessairement que les signes qui sont propres
à la lésion de cet organe, se manifestent d'une
manière évidente et proportionnée ; d'où l'on
peut conclure, sans crainte d'erreur, que dans
tout cas pathologique où un appareil de symptômes généraux plus ou moins intenses se manifeste sans signes pathognomoniques d'une
lésion locale, le trouble général dépend de
toute autre cause que cette sorte de lésion.
Tout observateur impartial l'avouera avec fran-
chise. Cette cause est peu connue sans doute ;
mais, dans l'obscurité qui nous environne,
faut-il quitter la route sûre de l'observation
pour s'égarer dans le vaste champ des hypo-
thèses? Faut-il, dans la soif de connaître qui
nous tourmente, parce qu'on ne peut saisir la
vérité, n'embrasser que des chimères ?

Je ne sais si je m'abuse ; mais il me semble
que la manière de philosopher adoptée aujour-
d'hui est plus propre à faire rétrograder la
science qu'à assurer ses progrès. On pose des

principes ; on les établit comme vrais ; les faits arrivent en foule, qui les démentent ; bien loin de rectifier les lois générales que l'esprit de système s'est créées, on cherche à expliquer les faits d'après ces lois, qui ne devraient en être que les conséquences, et l'on ne sort jamais du labyrinthe de l'erreur.

FIN.